SUR LE DÉVELOPPEMENT

DES

ÉRUPTIONS CUTANÉES

DANS LES

AFFECTIONS DU SYSTÈME NERVEUX

PAR

Gustave CHEVALIER,

Docteur en médecine de la Faculté de Paris,

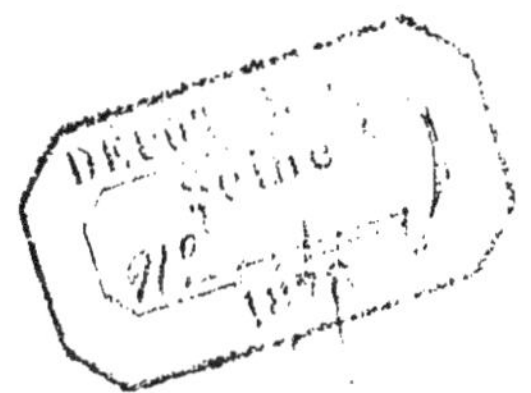

PARIS

A. PARENT, IMPRIMEUR DE LA FACULTÉ DE MÉDECINE

29-31, RUE MONSIEUR-LE-PRINCE. 29-31.

1878

DES ÉRUPTIONS CUTANÉES

DANS LES AFFECTIONS DU SYSTÈME NERVEUX.

Ce n'est que dans ces dernières années qu'on s'est occupé de l'influence morbide que peuvent exercer les affections du système nerveux sur la production des maladies cutanées. Le premier travail que j'aie trouvé sur ce sujet est contenu dans les *Annales de physiologie* de 1859, où M. le professeur Charcot rendit compte de deux observations, qui devinrent le point de départ d'une série de publications, qui depuis ont servi à établir de la façon la plus péremptoire la connexion intime existant entre ces deux genres de maladie au point de vue de la production. Dans les deux cas, il s'agissait d'une éruption de zona survenue à la suite de plaies par armes à feu. Le premier de ces malades avait reçu, pendant les journées de juin 1848, une balle à la cuisse. Quelque temps après la guérison de la plaie, il survint à la jambe et à la cuisse du côté malade, et sur le trajet du nerf sciatique, des éruptions s'accompagnant de vives douleurs, presque continues, et s'exaspérant par accès ; elles commençaient à la plaie ; elles s'étendaient jusqu'au dos du pied et ressemblaient à de l'herpès zoster. Rouget, de son côté, a publié un fait analogue chez un individu qui avait reçu un coup de fusil à la face interne du bras gauche sur la partie moyenne. Le brachial cutané interne offrit sur son trajet une éruption de même nature. Brown-Séquard avait aussi observé des faits analogues qu'il a publiés dans son journal de physiologie.

En dehors de ces éruptions, qu'on a appelées zona traumatique, eu égard à leur mode de production, on peut encore observer d'autres maladies de la peau. C'est ainsi qu'on a trouvé des cas où l'on observait des éruptions pemphigoïdes et bulleuses, ou l'on voyait de l'érythème pernio et ce que les chirurgiens américains ont appelé *glossy skin*, ou peau lisse. La peau présente, en effet, dans ce genre d'affection un aspect luisant et lisse, qui donne au toucher une sensation particulière, d'où cette dénomination qui rend très-bien compte de la maladie elle-même.

Nous pourrions presque multiplier à l'infini les

exemples où des lésions d'origine nerveuse ont occasionné des troubles du côté de la peau. Qu'il nous
suffise de citer l'observation suivante, empruntée à
Bellingeri et publiée dans les *Archives générales de
médecine*, tome V, 1837.

Névralgie sus-orbitaire à la suite d'une contusion.

Un avocat, âgé de 26 ans, reçoit en 1810 un mor-
ceau de fer qui fait une plaie contuse au-dessous du
trou sus-orbitaire gauche. Six mois après la cicatri-
sation, il ressent de la pesanteur et du malaise dans
le lieu même de la cicatrice; l'œil ne peut supporter
la lumière, la vue est confuse; si le malade veut
lire, ses yeux se remplissent de larmes. Cet état
dure jusqu'en 1823; les symptômes reviennent
d'abord tous les mois, puis les douleurs deviennent
très-vives et s'accompagnent d'une augmentation
de volume des artères temporale et frontale, dont
les battements deviennent trés-violents. Les accès
névralgiques reparaissent alors tous les mois et ne
sont soulagés que par des émissions sanguines
locales et générales, et quelquefois ce traitement
prévient les accidents pendant deux ou trois mois.
En même temps le malade remarqua que ses
cheveux étaient plus hérissés, plus épais et plus
durs du côté gauche malade, que du côté droit;
ils croissaient aussi avec plus de rapidité du côté
atteint de névralgie. Cet état dura jusqu'en 1828;

à cette époque la région temporale et frontale gauche présentaient une turgescence plus considérable.

Réflexions de Bellingeri. — « L'observation semble prouver l'influence des rameaux de la cinquième paire, et surtout du rameau sus-orbitaire sur les fonctions organiques ; on a vu que ce rameau était le siége du mal. On observait évidemment une turgescence anormale du front et de la tempe gauche, phénomène qui est une preuve d'une nutrition plus considérable. Les cheveux étaient plus durs, plus épais et croissaient plus vite dans le côté malade que dans le côté sain. Dans le moment des accès névralgiques, l'artère temporale et la frontale étaient distendues et battaient avec force. Tous ces symptômes démontrent que la condition morbide du nerf sus-orbitaire produisait une augmentation des fonctions organiques relatives à la nutrition, à la circulation et à la turgescence vitale. »

Il croit à l'existence dans ces cas d'une névrite chronique. Dans une autre observation, Bellingeri raconte qu'il vit tomber les cheveux du malade.

Ces observations nous prouvent d'une manière irréfutable que le traumatisme des nerfs peut non-seulement occasionner des névralgies, mais encore devenir le point de départ de troubles trophiques remarquables par leur apparition soudaine aussi bien que par leur ténacité. Mais ces troubles trophiques peuvent aussi s'observer sur des nerfs lésés spontanément, et non à la suite d'une cause traumatique. « La pathologie, dit Brown-Séquard, abonde en faits qui démontrent de la manière la plus positive que le système nerveux est capable de produire des altérations extrêmement variées de la nutrition dans les différents organes, mais les effets de la section comparée à ceux de la compression, montrent qu'il y a des différences considérables dans les deux cas.

M. le professeur Charcot, dans ses *Leçons sur les maladies du systeme nerveux*, cite le cas d'un individu atteint d'un cancer de la moelle, qui entraina du ramollissement de la colonne vertébrale et, par suite, un affaissement des vertèbres qui amena la compression des nerfs périphériques; c'est dans cette circonstance qu'il vit se produire un herpès zona à droite dans toutes les régions où se distribuait le plexus cervical.

Von Barensprung a vu l'apparition d'une éruption de zona se produire sur la peau correspondant au trajet des nerfs en rapport avec les ganglions spinaux irrités par l'inflammation.

Un individu de 23 ans, atteint de phthisie pulmonaire, eut dans les derniers temps de sa vie une éruption de zona siégeant sur les parties correspondante des neuvième et dixième nerfs intercostaux gauches. L'autopsie fit reconnaître que les corps des six dernières vertèbres dorsales et des deux premières lombaires étaient cariés.

Duncan a rapporté l'histoire d'une vieille femme chez laquelle apparut, en même temps qu'une hémiplégie, une éruption de zona sur la cuisse paralysée. Ce zona était survenu en dehors de tout traumatisme et il ne disparut qu'avec la maladie qui l'avait occasionnée.

On observe aussi dans les maladies nerveuses des eschares à forme rapide.

M. le docteur Cuffer a donné communication à la Société clinique des hôpitaux, le 27 juin dernier, d'une observation très-intéressante recueillie par lui dans le service de notre maître M. le professeur Peter. Nous sommes heureux de publier ici ce fait, qui vient à l'appui de l'idée que nous émettons dans ce mémoire.

Troubles vaso-moteurs et éruption prédominante à gauche. — Début de maladie de Basedow. (Société clinique, séance du 27 juin 1878, communication faite par le Dr Cuffer).

Le 10 mai, se présentait à la consultation de M. le professeur Peter, à l'hôpital de la Pitié, une jeune femme de 30 ans offrant les symptômes suivants : Œdème de la face surtout du côté gauche, œdème des membres inférieurs et supérieurs et notamment à gauche, gêne de la respiration, quelques palpitations, pâleur et décoloration de la peau et

des muqueuses ; — de plus quelques troubles diges-
tifs, et de la céphalalgie habituelle.

L'aspect général de cette malade, joint aux symptômes précédents, pouvait faire penser dès l'abord
à l'existence possible d'une néphrite interstitielle ;
mais l'examen des urines fit constater que ces dernières étaient absolument normales ; de plus le cœur
était parfaitement sain, il n'y avait pas trace de
bruit de galop.

Cette idée devait donc être rejetée ; la malade fut
alors interrogée dans un autre sens ; voici les ren-
seignements que nous recueillîmes.

Toujours bien réglée, n'ayant jamais fait de maladies graves, mais sujette à tousser facilement,
elle fut affectée vers l'âge de 17 ans d'un gonflement notable du corps thyroïde ; ce gonflement
céda au bout de cinq mois, à des applications répé-
tées de pommade à l'iodure de potassium. Depuis
ce temps le gonflement n'a pas reparu.

Au mois de mars 1878, elle s'aperçut que ses
deux pieds étaient enflés, principalement le soir ; le
gonflement étaient toujours plus marqué à gauche.

Au mois d'avril, les mains furent prises de la
même façon que les jambes, et de plus la malade
ressentait des vives démangeaisons, avec chaleur
intense et sensation de battements très-marqués
dans toute la région palmaire. En même temps se
manifesta une céphalalgie persistante, mais plus

vive surtout à gauche. L'œil gauche aussi devint rouge très-facilement, et eut une grande tendance à se remplir de larmes, la paupière du même côté se tuméfia, aucun trouble de la vue.

Enfin la malade ressentit fréquemment des bouffées de chaleur s'accompagnant de sueurs abondantes du côté gauche.

En présence de cet ensemble de symptômes, il était évident que l'on avait affaire à des troubles du système vaso-moteur avec localisation presque exclusive du côté gauche.

M. Peter poursuivant minutieusement son interrogatoire nous fit remarquer que ces symptômes survenaient surtout à l'époque des règles, que la température était un peu augmentée du côté malade (main droite 37,4 ; — main gauche 37,6), qu'il y avait dans le dos du même côté une éruption érythémateuse et même un peu papuleuse, enfin que la raie dite méningitique y apparaissait avec une grande rapidité.

On ne trouva chez cette femme aucun simptôme de l'hystérie; pas d'anesthésie; mais elle nous dit être assez impressionnable depuis quelques temps. Cette impressionnabilité jointe aux symptômes précédents et aux palpitations fit penser à M. Peter que l'on avait affaire à un début de maladie de Bassedow, sans goître ni exophthalmie.

Le traitement ordonné fut l'hydrothérapie.

Depuis que la malade suit ce traitement, elle se

trouve beaucoup mieux et il est permis d'espérer
que le mal pourra ainsi être enrayé.

Toutes les observations précédentes, et nous
pourrions presque les multiplier à l'infini, tant sont
nombreuses celles qui ont été publiées depuis une
vingtaine d'années, prouvent d'une façon irréfutable l'influence considérable que peuvent avoir les
affections du système nerveux, tant au point de vue
traumatique qu'au point de vue pour ainsi dire
spontané, sur les fonctions de la peau. Dans l'un et
l'autre cas, nous avons vu survenir des troubles trophiques qui se traduisaient sous des formes diverses,
il est vrai, mais qu'on peut toujours rattacher à une
même cause, les troubles vaso-moteurs.

Ces choses étant admises, nous partirons de ce
point de départ pour interpréter les faits patholo-
giques qui se sont produits chez un malade que
nous avons eu l'occasion, il y a trois ans, d'observer à l'hôpital Lariboisière, dans le service de
M. le Dr Millard.

Le cas pathologique que nous allons publier dans
les pages suivantes est tellement rare que nous
n'avons pu en trouver d'autre exemple. Nous nous
sommes enquis auprès de M. le professeur Charcot,
dont la compétence en matière de maladies du
système nerveux ne saurait être contestée, pour
savoir s'il avait été à même, dans le cours de sa
longue expérience médicale, d'observer un cas ana-

logue. Le savant maître nous ayant répondu qu'il n'en connaissait pas d'autres cas, nous nous sommes cru autorisé à publier ce fait, que sa rareté rend d'autant plus intéressant que nous le croyons unique dans la science.

Nous profiterons de l'occasion qui nous est offerte pour rendre publiquement hommage à notre excellent maître, M. le professeur Peter, dont les sages conseils nous ont été si utiles pour notre instruction médicale. Nous nous ferons en même temps un plaisir d'exprimer tous nos remerciements à notre ami le Dr P. Cuffer, en reconnaissance des relations amicales et scientifiques que nous avons toujours eues avec lui.

OBSERVATION

Sclérose en plaques disséminées, unilatérales. — Variole confluente hémorrhagique intercurrente. (Hôpital Lariboisière,
service de M. le Dr Millard, salle Saint-Vincent, n° 17). Aver-
tin, 45 ans, entré le 17 janvier 1875, lit n° 17.

Le malade a des habitudes alcooliques très-accu-
sées ; il avoue prendre quatre ou cinq verres d'ab-
sinthe par jour. Il a de fréquentes hallucinations
de l'ouïe, il entend des voix qui le menacent et trou-
blent son sommeil la nuit, cauchemars fréquents.
Il a des maux de tête continuels, sans localisation.
Sa mémoire est très-affaiblie. La parole est embar-
rassée, difficile, saccadée ; certaines consonnes ne
peuvent être prononcées. Il a un affaiblissement
très-notable de la vue, mais ne présente pas de
nystagmus. Rires sans motifs.

Depuis quelques mois, il accuse une faiblesse
considérable des membres inférieurs, mais siégeant
surtout à droite d'une façon très-marquée. Le bras
droit et le membre inférieur droit présentent un
tremblement très-marqué lorsqu'on les fait agir. Si
l'on prie le malade de porter à sa bouche un verre
plein d'eau, il ne le fait qu'avec une extrême diffi-

culté, mais non sans répandre une grande quantité du liquide contenu dans le verre. Le tremblement cesse par le repos. Il n'a pas de tremblement de la tête, mais la jambe droite est animée de tremblements ataxiques très-manifestes.

Son écriture, dont nous regrettons de ne pouvoir donner ici un fac-simile, est très-pénible. C'est à peine s'il peut tracer les lettres de son nom. Les lettres sont tremblées, irrégulières et ne s'alignent pas au bout les unes des autres sur une ligne horizontale.

La sensibilité au chaud, au froid et au pincement est conservée et peut-être même exagérée à droite. Cependant, en faisant marcher le malade, on constate qu'il a un peu d'anesthésie plantaire.

Il a de l'incontinence d'urine, mais pas de paralysie du sphincter anal.

Rien au cœur, rien aux poumons.

Le 28 janvier, c'est-à-dire vingt-quatre jours après son entrée à l'hôpital, le malade a une poussée aiguë; il est très-abattu; il entend et surtout parle beaucoup plus difficilement; la langue devient très-sèche.

Le 29, même état.

Le 30, on voit apparaître une éruption que l'on croit être une éruption miliaire rouge. On administre un purgatif au malade.

Le 31, l'éruption fait des progrès et on s'aperçoit qu'elle n'est autre qu'une éruption variolique confluente, très-manifestement à droite. Le côté gauche offre à peine quelques pustules d'une éruption variolique très-discrète. Eruption à la gorge.

Le 1ᵉʳ février, la variole devient hémorrhagique du côté droit. Les pustules laissent suinter un liquide noirâtre qui présente tous les caractères du sang.

Le 2, matin. La teinte hémorrhagique est moins prononcée; il y a de l'insomnie; pas de délire; pas de diarrhée.

Soir. La peau est peu chaude; l'éruption est complète; l'ombilication est générale. Pas de délire, pas de diarrhée. L'hémorrhagie a disparu.

A partir de ce jour, on voit la fièvre diminuer, la température s'abaisser; les hémorrhagies cessent; la maladie suit son cours sans encombre, et le malade est guéri de sa variole le 20 février.

RÉFLEXIONS

Cette observation est, à notre point de vue, intéressante pour plusieurs raisons que nous ferons ressortir dans la fin de notre mémoire.

Elle nous montre d'abord la prédisposition possible de certains névropathes à contracter une fièvre éruptive. Cet état particulier de l'organisme ne rentre-t-il pas, en effet, dans le cas des individus qui, débilités par une maladie soit antérieure, soit concomitante, présentent cet état de débilitation constitutionnelle qu'on a invoqué pour expliquer l'apparition d'une fièvre éruptive? « La faiblesse constitutionnelle, les mauvaises conditions hygiéniques, les excès et les fatigues de toute sorte exposent aux formes graves de la maladie, l'influence nocive de ces circonstances est telle que je l'ai vue plusieurs fois annihiler l'action salutaire d'une vaccine dont la période de préservation n'était pas encore épuisée. » Ainsi s'exprime, dans son *Traité de pathologie interne*, M. le professeur Jaccoud à l'endroit qui traite de l'étiologie de la variole. Fort de l'opinion de ce savant maître, ne pouvons-nous pas dire que si notre malade n'avait pas été un névropathe il n'aurait pas contracté, même dans un milieu de contagion, une fièvre éruptive à allure particulière?

C'est ce qui ressort, en effet, d'une façon très-évidente de l'observation de notre malade dont l'éruption fut surtout confluente et presque entièrement localisée au côté malade, fait qui, d'après Trousseau est une exception, car, selon lui, l'éruption ne reste bornée que dans des circonstances très-rares. Je crois que nous ne pourrions pas sans faire intervenir les vaso-moteurs expliquer l'apparition de cette variole asymétrique? M. le professeur Vulpian, dans ses leçons sur les vaso-moteurs, semble donner entière satisfaction à l'idée que nous émettons. Nous pensons qu'il en a été chez notre malade comme il en est chez les individus atteints d'une affection médullaire, et qui offrent à considérer, cette particularité que les congestions émotives présentent quelquefois chez eux une disposition asymétrique. Ainsi chez une femme atteinte d'ataxie ocomotrice avec arthrite sèche de l'épaule droite (ayant débuté avant les premiers phénomènes de l'affection médullaire) et chez laquelle les symptômes du tabes dorsalis étaient beaucoup plus marqués du côté droit que du côté gauche, M. le professeur Vulpian a vu et souvent fait remarquer aux personnes qui l'entouraient, que l'éruption roséolique émotive se produisait presque exclusivement sur la moitié droite de la région antérieure et supérieure du thorax ; cette éruption dépassait peu l'axe médian longitudinal du sternum, elle s'étendait par en haut jusque sur le dessus de l'épaule et atteignait presque le niveau de l'épine de l'omoplate droite. Chez un autre malade, atteint de méningo-myélite avec symptômes prédominants à droite, M. Vulpian a encore observé une éruption roséolique, peut-être émotive, se manifestant du côté droit, sur la partie supérieure de la région lombaire et constituant une sorte de demi-ceinture.

Si nous rapprochons les deux cas dont parle M. le professeur Vulpian de celui qui fait l'objet de notre travail, ne pouvons-nous pas dire qu'ils offrent au point de vue de la physiologie pathologique une similitude parfaite. Nous pensons en effet que c'est sous l'influence de la paralysie des nerfs vaso-moteurs, paralysie d'origine centrale, puisqu'elle était due à une sclérose en plaques que s'est produite chez notre malade l'apparition de cette variole confluente. Si, du reste, nous cherchons dans les annales de la science, il ne nous est pas difficile de retrouver des cas semblables dans lesquels des troubles du côté de la peau ont eu lieu sous l'influence des affections du système nerveux. M. le professeur Parrot a publié, dans la Gazette hebdomadaire de 1859, un mémoire à la fois très-curieux et très-intéressant sur les sueurs sanguinolentes des hystériques. Nous donnerons ici un résumé très-succinct de ce travail qui nous semble se rapporter à notre sujet et venir en même temps à l'appui de l'idée que nous cherchons à faire partager.

« La mobilité, dit M. Parrot, est un des carac-

tères les plus remarquables de l'hématidrose, et,
dans un même accès on la voit occuper successive-
ment des siéges très-différents. Cependant il peut
arriver qu'elle affecte des parties parfaitement limitées du tégument, c'est ce qui arrive lorsque les
troubles nerveux concomitants se trouvent eux-
mêmes circonscrits dans certains téguments du
corps. »

Les troubles qui surviennent du côté de la peau
chez les hystériques peuvent donc, comme ceux sur-
venus chez notre malade, affecter un siége particulier et en rapport avec les endroits lésés. Van Swie-
ten a trouvé dans les notes de son maître Boerhaave
l'observation, qu'il a publiée, d'une jeune fille de
12 ans hystérique, chez laquelle il observa des
sueurs sanguinolentes, qui se manifestèrent presque
exclusivement du côté droit où prédominaient les
symptômes hystériques.

Le professeur Magnus Huss de Stockolm a publié
sous le titre d'Hémophilie une observation d'une
étendue considérable dont nous présenterons ici
dans un résumé aussi succinct que possible les particularités les plus intéressantes. — Maria K...., do-
mestique, âgée de 23 ans, née à la campagne de
parents sains, qui ne présentent pas plus que les
autres membres de la famille de prédispositions soit
à l'hémorrhagie, soit aux maladies syncrasiques.
Constitutions lymphatique. Réglée à 15 ans, depuis
menstruation régulière, pas d'hémorrhagies uté-

rines. Elle a eu dans son enfance quelques convulsions, mais sa santé a toujours été bonne ; elle n'a
jamais remarqué que les lésions de la peau produi-
sissent des hémorrhagies. Le 4 août 1850 elle aurait été violemment souffletée et frappée à la tête
avec un corps dur, puis aurait eu ensuite des convulsions qui lui firent perdre connaissance pendant
une demi-heure. Revenue à elle-même elle s'apercut
qu'une hémorrhagie s'était faite à la partie chevelue
de la tête. Elle eut une période de torpeur de onze
jours pendant lesquels elle se rappelle avoir eu une
hémorrhagie par l'oreille gauche et des vomissements
de sang. Après ces onze jours, sensation de faiblesse
accusée surtout du côté gauche. Vers le milieu
d'octobre, cessation des hémorrhagies, qui, quinze
jours plus tard, reparaissent au milieu de la nuit
sans cause appréciable ; l'écoulement de sang par le
crâne dure huit jours et s'arrête de lui-même pour
reprendre de nouveau deux mois après.

En février 1851 elle entra à l'hôpital Séraphin de
Stockolm. Son séjour dans cette maison fut signalé
par de nouvelles hémorrhagies coïncidant souvent
avec le flux menstruel, et qui n'en modifiaient en rien
la quantité. L'hématidrose s'observait presque exclusivement du côté gauche et survenait presque toujours après une émotion ou des convulsions. Malgré
tous les efforts thérapeutiques, les accès sont re-
venus à de plus ou moins longs intervalles dont le
plus considérable a été de trois mois. Il est impor-

tant de rappeler que les lésions traumatiques (sai-
gnées, contusions, etc.) n'ont jamais occasionné
d'hémorrhagies aux endroits blessés.

Dans cette observation précédente, nous voyons
que l'hématidrose a presque été exclusivement accusée du côté gauche, comme les douleurs et les
ecchymoses. L'hématidrose peut donc être comme
notre variole hémiplégique, ce siége commun dans
une moitié latérale du corps est une raison de plus
pour admettre entre toutes ces perturbations des
relations intimes.

En ce qui concerne la transformation de la pustule variolique en pustule hématique, nous pensons
avec M. le professeur Vulpian, que l'hémorrhagie
est due à une paralysie momentanée des centres
vaso-moteurs. « Cette paralysie dit-il, peut être dé-
terminée par une paralysie des fibres sensitives
dont les extrémités périphérique se distribuent aux
régions de la peau qui sont le siége de l'hémorrhagie. C'est ce qui a lieu sans doute, dans le cas
où l'hémorrhagie se manifeste dans des points de la
peau où existe une douleur névralgique exactement
intense. — C'est encore d'une façon analogue, qu'on
peut se rendre compte des cas dans lesquels l'hémorrhagie se montre en même temps que des douleurs névralgiques très-vives, mais dans une autre
région que celle où siégent les douleurs. »

Cette hémorrhagie présente dans le cas qui nous
intéresse plusieurs particularités qu'il est nécessaire

d'énumérer. Nous n'avons pas en effet observé chez notre malade des hémorrhagies par le nez, par la bouche, par les yeux, par l'anus, par l'uretère, par tous les émonctoires en un mot. Elle a toujours été limitée à la peau s'est fait remarquer par la soudaineté de son apparition et aussi par la soudaineté avec laquelle elle a disparu, point qui la fait en tout ressembler aux sueurs de sang chez les hystériques, telles que les a décrites M. le professeur Parrot.

Chez les névropathes en effet, le début de l'exsudation sanguine est le plus souvent brusque, inattendu, et à la soudaineté d'un élancement névralgique; d'autres fois le phénomène est accusé par une souffrance des centres nerveux, agitation, irritabilité extrême, abattement physique et moral.

La durée du flux sanguin est très-variable, elle peut être de quelques secondes, de quelques heures ou même de plusieurs jours, mais alors il y a une série d'exacerbations et de répits. Il se termine en général d'une manière spontanée, beaucoup plus rarement, il faut l'avouer il cède à la médication dirigée contre lui. On a dit que la mort poùvait en être la conséquence.

CONCLUSIONS.

Si nous cherchons à tirer de ces faits les enseignements qu'ils comportent, nous dirons que les affections d'origine nerveuse centrale peuvent, au même titre que celles d'origine périphérique, occasionner du côté de la peau des troubles vaso-moteurs, qui font :

1° Que les malades, dont l'organisme est débilité, peuvent avoir une prédisposition pathologique à contracter des maladies contagieuses;

2° Que ces maladies peuvent affecter une marche particulière qui, eu égard à la paralysie des vaso-moteurs, a une tendance hémorrhagique;

3° Que ces hémorrhagies, si graves dans le cours des maladies, se font, dans ces cas particuliers, le plus souvent remarquer par leur bénignité, par la rapidité avec laquelle elles apparaissent et disparaissent;

4° Et qu'enfin elles sont toujours limitées à la peau.

A. Parent, imprimeur de la Faculté de Médecine, rue M.-le-Prince, 31